MÉMOIRES D'OPHTALMOSCOPIE

INFILTRATION VITREUSE

DE

LA RÉTINE ET DE LA PAPILLE

PAR

LE Dr J. MASSELON

PREMIER CHEF DE CLINIQUE DU PROFESSEUR DE WECKER

Avec 12 dessins photographiques

PARIS

OCTAVE DOIN, ÉDITEUR

8, PLACE DE L'ODÉON, 8

1884

MÉMOIRES D'OPHTALMOSCOPIE

INFILTRATION VITREUSE

DE

LA RÉTINE ET DE LA PAPILLE

PAR

LE DR J. MASSELON

PREMIER CHEF DE CLINIQUE DU PROFESSEUR DE WECKER

Avec 12 dessins photographiques

PARIS

OCTAVE DOIN, ÉDITEUR

8, PLACE DE L'ODÉON, 8

1884

INFILTRATION VITREUSE

DE

LA RÉTINE ET DE LA PAPILLE

Nous désignons sous ce nom, l'altération résultant de la pénétration dans la rétine, ou la papille, des productions verruqueuses auxquelles donne parfois lieu la membrane vitreuse de la choroïde. On sait en effet que les membranes vitreuses de l'œil sont susceptibles, surtout chez les vieillards, de devenir le siège d'un épaississement que l'on observe particulièrement sur la lame vitreuse de la choroïde, où cette altération se présente sous la forme de petites tumeurs qui tendent à proéminer du côte de la rétine et à se loger plus ou moins profondément dans cette membrane, après s'être souvent isolées, ou à s'insinuer dans le tissu de la papille. Cet état a depuis longtemps été étudié par Wedl, Donders, H. Müller et Iwanoff; de Wecker[1] en a donné, il y a près de quinze ans, une description de laquelle les traités les plus récents ne se sont pas écartés.

C'est en se basant surtout sur des examens histologiques qu'ont pu être faites les premières relations de cette curieuse affection, à laquelle on reconnaissait comme sièges de prédilection la papille optique et surtout les régions équatoriales de l'œil inaccessibles à l'examen ophtalmoscopique. Or, il résulte des nombreuses observations que nous avons pu recueillir, que le point du fond de l'œil où apparaissent à l'ophtalmoscope le plus ordinairement les excroissances verruqueuses de la choroïde est le pourtour de la papille, où leur présence n'est pas très rare chez les personnes âgées[2]. Cette circonstance nous a paru digne d'intérêt au point

1. *Traité des maladies du fond de l'œil.*

2. M. Poncet (*Atlas des maladies profondes de l'œil*) signale aussi, dans ses examens histologiques, cette fréquence des verrucosités péripapillaires. « Ces petites verrues, dit-il, se rencontrent dans les cas d'irido-choroïdite chronique; elles ne

de vue de l'étiologie du glaucome ; elle vient en effet à l'appui de la théorie d'après laquelle le glaucome, surtout celui que l'on a qualifié de *postérieur*, résulterait, suivant Stilling, Laqueur et de Wecker, d'un défaut d'excrétion des liquides de l'œil. Sans atteindre même un degré de développement tel que l'épaississement de la lame vitreuse apparaisse à l'examen ophtalmoscopique, on conçoit que les voies éliminatrices postérieures de l'œil peuvent facilement être comprimées par un accroissement de volume de la membrane vitreuse dans l'anneau chroroïdien, de façon à rompre l'équilibre entre la sécrétion et l'excrétion.

On trouvera planche 10 l'exemple d'un cas où, avec une profonde excavation glaucomateuse de la papille, il existait à l'entour de celle-ci une infiltration vitreuse très abondante. Les deux yeux présentaient des altérations tout à fait analogues. La concordance entre l'évolution du glaucome et l'épaississement verruqueux plus ou moins accusé de la choroïde nous semble d'autant plus probable que, comme le glaucome lui-même, les excroissances de la lame vitreuse atteignent à peu près constamment les deux yeux et ne se montrent guère, au voisinage de la papille, que chez les sujets âgés.

Comment l'infiltration vitreuse circumpapillaire n'a-t-elle pas jusqu'ici attiré davantage l'attention des cliniciens? Nous ferons d'abord remarquer que les cas analogues à ceux représentés planches 4, 5, 6, 7, 8, ne sont pas fréquents, tandis qu'il en est autrement de l'existence de quelques petits foyers vitreux semblables à ceux de la planche 3 ; mais alors ils nécessitent, pour être perçus, une certaine attention et ils échappent aisément par la raison que ces personnes âgées offrent habituellement une pupille étroite et que leur fonction visuelle n'est pas influencée par l'altération de la lame vitreuse. Pour les découvrir, il faut les chercher, et il sera souvent nécessaire de faire usage de l'homatropine et de recourir au grossissement que fournit l'examen à l'image droite.

Si nous négligeons les régions tout à fait équatoriales où un examen histologique peut seul les faire reconnaître, on peut dire,

sont pas spéciales aux vieillards et peuvent occuper toutes les régions de l'œil. Elles se montrent cependant *le plus souvent aux environs de la papille*, mais elles envahissent quelquefois toute la choroïde jusqu'à la zone ciliaire. » (Explication de la planche VII.)

ainsi que nous venons de le signaler, que le pourtour de la papille est de beaucoup le siège le plus ordinaire des excroissances verruqueuses de la chroroïde. On les observe aussi dans la papille même, où elles s'entassent parfois en quantité considérable (pl. 1 et 2). Plus rarement on les voit accumulées au pôle postérieur de l'œil (pl. 9). Enfin on les rencontre dans les parties périphériques, où elles se surajoutent alors, en général, à d'autres affections du fond de l'œil (pl. 11 et 12).

Tant que les verrucosités choroïdiennes n'envahissent pas en nombre considérable directement la région de la macula, ce qui est d'ailleurs tout à fait exceptionnel, elles n'altèrent pas l'acuité visuelle. Il est même surprenant de voir comment ces productions peuvent former dans la papille un véritable entassement, sans que le fonctionnement des fibres nerveuses en soit atteint, ainsi que nous l'avons observé chez le sujet dont l'image ophtalmoscopique a été représentée planches 1 et 2 et qui offrait une acuité visuelle parfaite.

Un autre point important à noter, c'est que ces verrucosités, lorsqu'elles deviennent visibles à l'examen avec l'ophtalmoscope, se présentent toujours sous un volume qui ne diffère guère, leur diamètre n'excédant pas, en général, la largeur d'un gros vaisseau rétinien. Si les taches vitreuses semblent présenter tout d'abord une étendue plus considérable, un examen minutieux à l'image droite permettra de reconnaître que ces taches sont formées par une accumulation de petits corps arrondis de dimensions à peu près semblables et dont les plus gros ne dépassent pas, ou à peine, le diamètre des plus importants vaisseaux de la rétine.

Il est encore très remarquable de constater que, presque toujours l'infiltration vitreuse atteint les deux yeux et à un degré qui est sensiblement le même. Il est bien entendu que nous ne parlons ici que des cas où les verrucosités sont primitives, et non de ceux où elles accompagnent d'autres affections du fond de l'œil. Toutefois lorsque celles-ci sont binoculaires, les altérations vitreuses sont encore ordinairement doubles. Tous les dessins que nous donnons (à part la pl. 12, où il s'agissait d'une chorio-rétinite monoculaire, et les pl. 1 et 2 qui se rapportent au même sujet) ont été pris sur des individus chez lesquels un seul œil a été représenté, le congénère offrant un état à peu près identique. Cependant dans le cas représenté planche 9, on n'a pu juger de l'état de l'autre œil affecté de cataracte complète.

Enfin on remarquera que l'infiltration vitreuse primitive ne se rencontre, en général, que chez des sujets qui ont passé la cinquantaine. Cela ne veut pas dire que jusqu'à cet âge la couche vitreuse de la choroïde est toujours indemne, mais bien que les points épaissis n'ont pas pris un développement leur permettant d'être perçus à l'ophtalmoscope, dans la rétine ou le nerf optique. Le plus souvent, c'est même après soixante ans que l'altération qui nous occupe est reconnue.

Si l'on veut bien étudier l'aspect sous lequel se présentent les boutons verruqueux de la choroïde, il faut choisir des cas d'infiltration de la papille dans lesquels ces petits corps, libres de tout élément capable d'en altérer l'image (pigment de la couche épithéliale), ont été refoulés jusqu'à la surface des fibres nerveuses, sous les gros vaisseaux, comme on le voit sur les planches 1 et 2. Lorsqu'ils occupent la rétine, ils ne se présentent plus, en général, avec la même netteté et leurs bords offrent une certaine indécision. En ayant recours au grossissement que donne l'image droite, on voit que ces verrucosités, quel que soit leur siège, montrent une forme arrondie, mais non régulière. Dans la papille, lorsqu'elles sont très superficielles, et qu'elles peuvent par conséquent être observées avec précision, on constate que leurs bords, limités par une ligne nette, offrent çà et là quelques sinuosités; en dedans de cette ligne vient une zone claire, miroitante, puis le centre de la verrucosité s'accuse par une partie légèrement et inégalement ombrée. Ces productions ne montrent qu'une transparence imparfaite, puisque sous elles, quand elles sont abondantes, la coloration rosée de la papille disparaît et est remplacée par une teinte blanchâtre; mais lorsqu'elles ne sont pas accumulées en trop grand nombre, comme on le voit surtout dans la rétine, les parties situées plus profondément leur communiquent une teinte rosée ou jaunâtre, et l'aspect blanchâtre n'apparaît que dans les points où elles forment un entassement.

L'infiltration vitreuse, lorsqu'elle occupe la papille, s'accuse le plus souvent par la présence de quelques petits foyers vitreux situés entre l'émergence des vaisseaux centraux et le bord papillaire, et il est tout à fait exceptionnel de rencontrer une accumulation de verrucosités comme dans le cas représenté planches 1 et 2. Chez ce sujet, il était remarquable de voir comment ces productions s'étaient, à la périphérie, superposées et imbriquées avec régularité.

Nous disions plus haut que, dans l'infiltration vitreuse de la rétine, les verrucosités n'affectent pas habituellement, comparativement à ce que l'on observe pour la papille, une précision aussi parfaite de leurs limites, qui sont souvent quelque peu indécises. C'est qu'en effet les parties épaissies de la couche vitreuse de la choroïde doivent, pour pénétrer dans la rétine, traverser la couche épithéliale dont les éléments sont entraînés ou repoussés latéralement, de telle façon que les bords des petits boutons verruqueux se perdent plus ou moins dans une zone légèrement pigmentée qui les enveloppe et les rend quelque peu vagues. Sur la planche 9 on peut voir que l'infiltration s'étant concentrée dans le pôle postérieur de l'œil, le pigment a été refoulé, non seulement latéralement, mais encore au-devant des productions vitreuses occupant la région de la macula, où il s'était condensé en formant çà et là de très petites taches irrégulières d'un noir foncé. La légère enveloppe de pigment que l'on observe habituellement autour des productions vitreuses ayant migré dans la rétine s'accuse surtout chez les sujets très pigmentés. Sur les personnes dont la choroïde est claire (pl. 7), elle fait au contraire plus ou moins défaut. Plus les boutons vitreux ont profondément pénétré dans la rétine pour gagner les couches internes, plus ils tendent à apparaître avec précision (pl. 8), et il est souvent possible sur le même œil (pl. 6) de voir comment les verrucosités se sont enfoncées à un degré variable dans la rétine, en considérant leur plus ou moins de netteté.

Les boutons verruqueux peuvent se montrer dans la rétine sous la forme de petites taches isolées (pl. 8 et 10), ou, ce qui se voit plus habituellement, former en se groupant des masses plus ou moins étendues (pl. 4, 6, 7) qu'il faut explorer avec attention pour reconnaître les petits boutons qui les composent. Parfois même leur confluence est telle, que leur ensemble donne lieu à de larges taches d'un aspect nuageux (pl. 5). Mais dans tous les cas les vaisseaux rétiniens passent librement au-devant de ces taches, sans modification apparente de leur niveau.

L'infiltration vitreuse de la rétine se voit parfois dans certaines affections du fond de l'œil, et alors on peut l'observer à tout âge. C'est surtout dans la dégénérescence pigmentaire de la rétine qu'on la rencontre (pl. 11), et dans ce cas on peut dire qu'elle se présente assez souvent. Nous l'avons aussi vue dans ces chorio-rétinites congénitales, voisines de la dégénérescence pigmentaire, qui siègent sur un seul œil (pl. 12). Dans ces affections, les verrucosités se montrent à la périphérie de la rétine, dans les mêmes points où se voient les taches pigmentées. Toutefois l'infiltration vitreuse peut se rencontrer sans autres lésions dans les parties périphériques de la rétine, même chez de jeunes sujets, comme nous en avons vu récemment un exemple chez un garçon de quinze ans dont les deux yeux étaient ainsi atteints sans que, ni l'acuité visuelle, ni le champ visuel, aient soufferts.

Le diagnostic de l'infiltration vitreuse de la rétine ne nous semble pas présenter de sérieuses difficultés. De petites taches tranchant en clair sur le fond, de dimensions à peu près égales, n'allant que peu au-delà du diamètre d'un gros vaisseau de la papille et se rencontrant sur les deux yeux, avec une vision parfaite, ou réduite dans une mesure qu'explique un défaut de transparence dans les milieux (taies, opacités cristalliniennes), ne peuvent guère se rapporter qu'à une infiltration vitreuse. Une confusion avec une choroïdite disséminée ne nous semble pas possible ; l'exiguïté des taches, leur ressemblance entre elles, leur régularité relative et l'absence d'une pigmentation très accusée des bords, ne font nullement songer à une choroïdite, comme on peut s'en convaincre par un coup d'œil jeté sur nos planches.

La seule affection du fond de l'œil dont l'image offre quelque analogie avec l'altération dont nous nous occupons est la *dégénérescence graisseuse chronique de la rétine*. Dans ce dernier cas, les petites taches blanches, d'une étendue à peu près semblable à celles de l'infiltration vitreuse, et comme celles-ci réunies par groupes plus ou moins serrés, sont d'un blanc plus pur, plus brillant et s'arrêtent par une limite nette. En outre, elles sont accompagnées d'altérations vasculaires, de périvasculites et souvent d'hémorragies ou d'infarctus avec retentissement plus ou moins marqué sur la papille, qui montre fréquemment les signes d'une atrophie. Enfin, dans la dégénérescence graisseuse de la rétine, l'acuité visuelle est constamment atteinte.

Lorsque l'infiltration vitreuse porte sur la papille, on ne doit pas la confondre avec une papillite dans laquelle les troubles circulatoires, qui ne font presque jamais défaut, fournissent des signes distinctifs qui éloignent aussitôt la possibilité d'une erreur. On doit aussi éviter de prendre pour des produits vitreux les dépôts graisseux que l'on trouve parfois dans la papille consécutivement à d'anciennes papillites. Mais dans ces papillites régressives, on observera, à part les altérations vasculaires persistantes et les signes propres à cette affection, que les petits dépôts irréguliers de cholestérine donnent à l'ophtalmoscope, surtout dans un examen à l'image droite, un miroitement particulier avec reflets chatoyants que ne fournissent pas les verrucosités choroïdiennes. Notons cependant que ces dernières peuvent aussi se rencontrer consécutivement à d'anciennes papillites, ainsi que M. W. Stood vient d'en rapporter deux cas dans les *Klinische Monatsblätter* (décembre 1883).

Telle est l'image clinique que nous a fournie l'étude d'une importante série de cas d'infiltration vitreuse. Nous nous sommes rigoureusement tenu dans cette description aux caractères révélés par l'ophtalmoscope et nous n'avons rien avancé qui ne soit bien vérifié par des examens répétés. On en pourra juger par la lecture des observations relatives à nos dessins et dont nous donnons maintenant un résumé.

Planches 1 et 2.

M. V..., cinquante-sept ans, se présente en octobre 1879 à la consultation pour un choix de lunettes. Nous trouvons, avec une hypermétropie manifeste 1,25, une acuité visuelle parfaite. Procédant alors à l'examen ophtalmoscopique, nous rencontrons l'état suivant :

A gauche (pl. 1, image renversée), la papille a disparu sous de nombreuses productions blanchâtres qui la recouvrent et la dépassent, à en juger par l'étendue de la teinte blanche qui siège sur l'emplacement du disque optique. Les vaisseaux centraux ne présentent aucune altération en ce qui concerne leur aspect habituel ainsi que leur calibre, et sont simplement quelque peu soulevés. Au premier abord, on pourrait songer à une papillite; mais pour peu que l'on observe attentivement, surtout si l'on a recours à un examen à l'image droite, on voit que la coloration blanchâtre de la papille résulte de la présence d'une quantité de petits corps qui lui sont superposés et qui apparaissent avec précision, surtout dans la moitié nasale et à la périphérie.

Ces petites productions offrent leur plus grand développement en bas (image renversée) entre les branches émanant des vaisseaux centraux, où on peut les étudier exactement. Leur couleur est blanche, brillante, miroitante, mais sans transparence et les parties situées au-dessous ne peuvent être distinguées. Leur diamètre ne dépasse guère celui des grosses veines. Elles paraissent, du moins dans cette direction, présenter une forme légèrement aplatie d'avant en arrière et sont limitées par un bord irrégulièrement arrondi avec quelques dentelures çà et là. Elles se recouvrent à la manière de tuiles, en se superposant du centre vers la périphérie, et montrent constamment un bord brillant, tandis que le reste de la surface est légèrement et irrégulièrement ombré; sur les autres points de la papille, on ne trouve plus la même régularité, sauf en haut dans une étendue restreinte. Le reste du fond de l'œil ne montre rien d'anormal, et les divers milieux sont d'une transparence parfaite.

A droite (pl. 2), l'état de la papille est absolument analogue à ce que l'on observe à gauche. La moitié temporale est aussi beaucoup moins chargée de productions blanchâtres, et celles que l'on y rencontre sont plus petites et disposées sans ordre. Mais du côté nasal, tout en étant un peu moins volumineuses qu'à gauche, elles sont, par contre, plus nombreuses et affectent une grande régularité, surtout en bas et en dehors (image renversée), où elles dépassent manifestement l'étendue de la papille et où elles s'imbriquent d'une façon très correcte, les productions les plus centrales recouvrant toujours celles qui sont situées plus périphériquement. Même état normal qu'à gauche des vaisseaux centraux qui montrent aussi un certain soulèvement en passant nettement au-dessus des petits corps qui infiltrent et recouvrent le disque optique. Intégrité absolue des autres parties du fond de l'œil et des milieux.

Planche 3.

Mme Q..., cinquante-cinq ans, inscrite en novembre 1883, se plaint d'un affaiblissement de sa vue et vient demander qu'on lui indique si une modification dans ses lunettes est nécessaire. L'examen de la réfraction et de l'acuité visuelle nous donne :

$$\text{Œil droit M. } 1{,}50 \text{ V} = \frac{2}{3}.$$

$$\text{Œil gauche M. } 2 \text{ V} = \frac{1}{2}.$$

L'état des cristallins explique la légère réduction de l'acuité visuelle; on trouve en effet une cataracte commençante double sous la forme de quelques stries occupant les couches corticales postérieures. Toutefois ces opacités ne s'opposent en rien à une parfaite exploration du fond des yeux qui se présentent avec un aspect exactement identique.

Les papilles et les vaisseaux centraux sont absolument normaux, et comme coloration, et comme calibre. Du côté temporal de chaque papille se voient quelques petites taches arrondies tranchant sur le fond par une coloration plus claire. Sur notre dessin (pl. 3), représentant l'œil gauche (image renversée), les taches les plus apparentes par leur volume et leur coloration claire se voient en haut et offrent une teinte identique à celle de la moitié temporale de la papille, moins colorée que la moitié nasale. Le bord de ces taches est quelque peu indécis et se dessine plutôt par un léger renforcement de pigment. Les taches situées au-dessous, d'une coloration moins différente du fond, se fusionnent plus ou moins ensemble. Le diamètre de ces taches varie quelque peu, mais n'excède pas celui des gros vaisseaux de la papille. On voit diverses petites branches rétiniennes passer au-dessus de ces groupes de taches sans présenter de modifications dans leur parcours. Sur les deux yeux elles occupent le voisinage de la papille, du côté temporal, et dans les parties périphériques on n'en trouve pas de traces.

Planche 4.

Mme B..., soixante-dix ans, se plaignant d'un larmoiement de l'œil droit, se présente à la consultation en octobre 1882. Avant de procéder au débridement du point lacrymal inférieur atteint d'éversion, on examine l'état de réfraction des yeux qui offrent, avec une hypermétropie 2, une acuité visuelle parfaite. L'examen ophtalmoscopique montre de chaque côté des altérations semblables.

Autour des papilles, dans les deux tiers internes et ne s'étendant pas au delà de deux diamètres papillaires, se voient des groupes de productions qui tranchent sur le fond par une coloration plus claire et dont la véritable teinte semble formée par un jaune légèrement mélangé de rose. Ces groupes, même lorsqu'ils paraissent former une tache assez uniforme, se décomposent, ainsi que le montre l'examen à l'image droite, en petites taches arrondies du diamètre d'un gros vaisseau rétinien, contiguës ou superposées, comme on peut le voir sur la planche 4 représentant l'œil gauche. En s'aidant du grossissement fourni par l'image droite, on constate que les taches les plus distinctes sont bordées d'une zone un peu plus sombre que le voisinage, mais il n'est guère possible de leur assigner une délimitation absolument nette.

Les papilles offrent une coloration normale avec limites parfaitement précises. Les vaisseaux ont leur calibre ordinaire et passent librement au devant des taches sans présenter la moindre altération. La transparence du corps vitré est parfaite.

Planche 5.

M. Q..., soixante-sept ans, vient consulter, en septembre 1882, disant que sa vue se raccourcit et que des lunettes lui sont nécessaires pour voir le nom des rues qu'il ne distingue plus, ce qui le gêne beaucoup pour sa profession de commissionnaire. Nous trouvons en effet qu'il présente sur chaque œil une myopie 2,50 avec acuité visuelle 1/2. Passant à l'examen des milieux, nous constatons la présence d'une légère opacité périnucléaire troublant à peine l'image du fond de l'œil et donnant plutôt lieu à une sorte d'astigmatisme, comme on l'observe dans le kératocone. Cette forme d'opacité cristallinienne explique parfaitement la défectuosité de l'acuité visuelle. L'état des cristallins est identique sur les deux yeux. Quant à l'examen ophtalmoscopique, il nous révèle des altérations qui sont aussi les mêmes de chaque côté, et que montre notre dessin (pl. 5) représentant l'œil droit.

Tout autour des papilles, mais surtout à leur côté nasal, on rencontre un nuage blanchâtre d'aspect mamelonné qu'un examen attentif permet de reconnaître comme constitué par de nombreuses petites taches agglomérées et enchevêtrées. Si on porte son attention sur les plus distinctes, on voit que leur largeur est à peu près celle des gros vaisseaux centraux et que leur limite s'accuse par un contour sombre, mais quelque peu vague. Au delà d'un diamètre papillaire et demi, les membranes profondes présentent un aspect normal et on ne trouve plus qu'une teinte rouge uniformément foncée, le sujet étant très pigmenté.

Les papilles sont normales, d'un rose assez uniforme. Si on compare le tacheté nuageux du voisinage à la coloration de la papille, on voit qu'il est d'une nuance plus claire. Les limites papillaires sont très distinctes et les vaisseaux rétiniens, qui passent au-devant des taches sans modification, ont leur calibre habituel.

Planche 6.

Mlle A..., soixante-quatre ans, se présente à la consultation en novembre 1883. On trouve une forte hypermétropie, 4 dioptries, et une acuité visuelle $\frac{2}{3}$ à droite et $\frac{1}{2}$ à gauche. Les cristallins sont le siège de quelques stries opaques qui suffisent pour expliquer la réduction de l'acuité visuelle que présente cette malade, mais qui ne gênent pas l'exploration des parties profondes.

A l'ophtalmoscope, on trouve sur chaque œil des altérations analogues et dont on peut juger par la planche 6 qui se rapporte à l'œil gauche. De ce côté, la papille bien colorée dans ses deux moitiés offre un anneau sclérotical nettement accusé, recouvert de pigment dans la moitié supérieure (image renversée) de sa partie temporale. Les vaisseaux centraux, de dimensions habituelles, ne montrent aucune altération dans leur trajet sur la rétine. Dans les deux tiers internes du pourtour de la papille et à une petite distance de celle-ci, on voit une quantité de petites taches qui, en général, sont d'un rose plus pâle que la papille et qui tranchent en clair sur la teinte sombre que présente le fond des yeux de cette femme très brune de peau. Le bord des taches est marqué par une ligne sombre un peu indécise. Au delà de deux diamètres papillaires, il n'existe plus rien d'anormal. Les taches, dont les plus volumineuses n'excèdent pas le diamètre des gros vaisseaux centraux, sont assez distinctes les unes des autres du côté nasal de la papille ; mais en haut et en bas elles sont confluentes et forment des groupes que l'on doit étudier avec plus d'attention pour reconnaître les petites taches qui les constituent, d'autant plus que ces groupes sont d'une coloration qui tranche moins sur le fond que les taches situées du côté du quart nasal de la papille.

Planche 7.

Mme L..., soixante-deux ans, inscrite en octobre 1883, se plaint que ses lunettes ne lui suffisent plus et demande qu'on lui indique des verres convenables. L'acuité visuelle est parfaite sur chaque œil et il existe une hypermétropie 1,50. Les milieux sont d'une transparence parfaite; mais on trouve à l'ophtalmoscope des altérations qui ne présentent guère de différence sur les deux yeux. Si, en particulier, on examine l'œil droit que représente la planche 7, on observe que la papille est uniformément peu colorée, que les limites papillaires sont très distinctes et que les vaisseaux centraux offrent un calibre parfaitement normal, sans aucune altération dans leur trajet au delà de la papille. Le sujet est peu pigmenté.

Autour de la papille, sauf du côté temporal, on voit une quantité de petites taches tranchant en clair sur le fond, en général, d'une couleur à peu près semblable à celle de la papille, c'est-à-dire d'un rose plus ou moins pâle; quelques-unes cependant se montrent d'un blanc presque pur (dépôts calcaires?). Certaines sont isolées, mais la plupart sont massées de manière à former des groupes. Même les taches les plus nettes s'arrêtent par un bord légèrement dégradé, sans renforcement bien sensible, en général, de coloration. Elles ont leur maximum de confluence à un diamètre papillaire; au delà de deux diamètres papillaires on n'en rencontre plus. Le diamètre des plus grosses taches dépasse peu le calibre d'un gros vaisseau central.

Planche 8.

Mme B..., cinquante-neuf ans, se présente en mai 1882. Elle a toujours eu à sa connaissance, dit-elle, l'œil droit plus faible. On trouve, en effet, avec hypermétropie 2, une acuité visuelle 1 à gauche, tandis que celle-ci n'atteint que $\frac{1}{2}$ à droite. Cette faiblesse de vue, que l'on améliore jusqu'à $\frac{2}{3}$ avec un cylindre approprié, s'explique par la présence d'une ancienne taie de la cornée droite. Les cristallins sont d'une transparence parfaite. A l'examen ophtalmoscopique on rencontre au voisinage des papilles des lésions qui sont tout à fait analogues sur les deux yeux. La planche 8 représente l'œil droit; on y voit, à une minime distance de la papille, une quantité de petites taches répandues irrégulièrement à son pourtour, sauf du côté nasal. Ces taches sont d'un blanc jaunâtre ou légèrement rosé. Elles sont arrondies et ne se limitent pas par un bord sec, mais le plus souvent par une zone un peu plus foncée que le voisinage et formant une légère couronne ombrée. Les taches situées en haut (image renversée), un peu plus petites et atteignant à peine le diamètre d'un gros vaisseau rétinien, sont isolées. Celles du bas se fondent pour la plupart en grappes serrées. On n'en rencontre aucune à la périphérie. Tous les vaisseaux de la rétine passent librement, sans altération, au devant de ces taches ou groupes de taches. La papille normale offre des contours très nets.

Planche 9.

M. D..., quatre-vingt-deux ans, a été opéré, il y a dix ans, de cataracte à droite et présente à gauche une cataracte complète. Il revient en décembre 1882, parce qu'il trouve que la vue de son œil opéré a sensiblement baissé depuis quelque temps. La pureté de la pupille est parfaite, mais malgré une exacte correction de son amétropie et d'un léger astigmatisme, on n'obtient qu'une acuité visuelle $\frac{1}{3}$.

Procédant à l'examen ophtalmoscopique, on trouve une pâleur marquée de la papille, mais qui peut cependant être attribuée au grand âge du sujet. Les limites papillaires sont très nettes et les vaisseaux centraux d'un volume normal. Si on porte son attention vers la région de la macula, on observe que tout le pôle postérieur de l'œil est occupé par une masse de petites taches blanchâtres de forme arrondie et se présentant avec un éclat variable. La plupart de ces taches s'arrêtent par des bords légèrement ombrés, et vers la macula, où ces bords sont le plus distincts et la démarcation foncée surtout accusée, du pigment se trouve même repoussé pêle-mêle au-devant des taches blanches. Certaines taches paraissent assez irrégulières, toutefois si on observe avec attention, on voit qu'elles sont formées de petites productions arrondies, imbriquées et agglomérées. Les plus volumineuses ne dépassent pas en largeur le diamètre des vaisseaux centraux dont toutes les branches passent au-devant des taches sans altérations.

Planche 10.

M. L..., soixante-six ans, inscrit en octobre 1882, est atteint d'un double glaucome chronique ne permettant plus sur chaque œil que la perception de la lumière. L'image ophtalmoscopique se présente avec un aspect presque identique des deux côtés, et le dessin que nous donnons de l'œil droit (pl. 10) est à peu près semblable à celui de l'œil gauche. On observe une profonde excavation glaucomateuse dont le fond se montre d'un blanc bleuâtre, sans mélange de teinte rosée, et est constitué par la lame criblée recouverte de fibres incolores n'en altérant pas la coloration propre. L'anneau sclérotical est très distinct et régulièrement accusé. Les vaisseaux, formant un coude brusque sur le bord interne de l'anneau sclérotical sont d'un calibre sensiblement normal. Sur les deux yeux, on remarque autour de la papille, de nombreuses petites taches blanches, les unes isolées, les autres réunies par groupes de taches contiguës ou superposées. Elles sont surtout abondantes à une petite distance de la papille, sauf du côté temporal où on n'en rencontre qu'une minime quantité. A la périphérie on n'en retrouve plus. Ces taches, à peu près rondes, de la largeur d'un gros vaisseau rétinien, sont d'un blanc qui diffère de celui du fond de l'excavation ; elles sont plutôt un peu rosées ou jaunâtres. Leur bord s'accuse, en général, par une zone foncée et légèrement dégradée. Le sujet était châtain foncé.

Planche 11.

Mlle H..., vingt ans, vient consulter en août 1883. Il s'agit chez elle d'une dégénérescence pigmentaire des rétines des plus nettes. La malade est emmétrope, avec acuité visuelle réduite à 1/4 sur chaque œil, et les champs visuels sont très sensiblement rétrécis. Son père et sa mère n'avaient entre eux aucune parenté. Elle a un frère dont la vue est excellente. L'héméralopie a commencé à se montrer vers huit ou neuf ans.

A l'ophtalmoscope, on constate sur les deux yeux des altérations analogues que représente la planche 11, qui se rapporte à l'œil gauche. La papille est diffuse sur ses bords, sans transparence, d'une coloration blanc grisâtre. Les vaisseaux centraux sont très notablement amincis; toutefois les branches veineuses supéro et inféro-externes contrastent avec les vaisseaux voisins par une réduction moins marquée de leur calibre. Le pigment migré dans la rétine n'est pas très abondant et les taches ne se multiplient qu'à la périphérie. L'aspect de ces dernières est celui de lignes noires brisées, enchevêtrées ou étoilées.

Dans les parties périphériques et surtout en haut (image renversée), on voit de nombreuses taches blanchâtres qui, par leur agglomération plus marquée çà et là, donnent au fond de l'œil une apparence mamelonnée. Sur certains points les petites taches arrondies, en général d'un diamètre un peu supérieur au calibre des plus grosses veines, apparaissent distinctes, plus éclatantes, et montrent à leur périphérie une légère auréole foncée, mais à limite quelque peu diffuse.

Planche 12.

M. S..., dix-neuf ans, se présente pour la première fois à la consultation en 1875, pour une affection externe (catarrhe conjonctival). On constate alors, chez ce sujet emmétrope, que l'acuité visuelle, parfaite à droite, est réduite à gauche à $\frac{1}{15}$, mais ce jeune homme fait observer que son œil gauche a toujours présenté cette même faiblesse visuelle. L'examen ophtalmoscopique ne révèle à droite rien d'anormal, tandis qu'à gauche on constate les altérations représentées planche 12, qui semblent devoir être rapportées à une chorio-rétinite monoculaire d'origine congénitale. Un nouvel examen pratiqué en novembre 1883, permet de constater que l'acuité visuelle à gauche reste toujours $\frac{1}{15}$ et que les lésions du fond de l'œil n'ont pas subi de modification sensible. Quant à l'œil droit, il est indemne comme antérieurement. Ce malade a un frère qui jouit d'une bonne vue; son père et sa mère, qui n'ont entre eux aucun lien de parenté, ne se plaignent pas davantage de leurs yeux.

Les lésions profondes de l'œil gauche sont les suivantes :

Dans la région équatoriale, on trouve des plaques de choroïdite atrophique laissant encore voir par places les vaisseaux choroïdiens. On constate en outre de petites taches d'un noir intense, à forme déchiquetée, se rapportant à une migration de pigment dans la rétine. D'autre part, on observe, surtout en haut (image renversée), entre la courbe que décrivent les gros vaisseaux rétiniens et les plaques de choroïdite périphériques, de nombreuses petites taches blanchâtres, dont quelques-unes brillent et miroitent plus particulièrement. Ces petites taches arrondies, du diamètre d'un gros vaisseau central, se fondent pour la plupart en groupes enchevêtrés, parmi lesquels on retrouve disposés çà et là de petits amas de pigment. Quelques-unes de ces taches blanches, ou certains des groupes qu'elles forment, présentent à leur périphérie une légère zone foncée leur donnant une vague délimitation. Les vaisseaux de la rétine passent au-devant de ces diverses altérations sans modification apparente dans leur parcours. Quant à la papille, si on la compare avec celle de l'œil sain, on n'y trouve pas de différence sensible, en ce qui concerne la coloration, le calibre de ses vaisseaux et la netteté de ses limites.

BIBLIOGRAPHIE.

IWANOFF, Productions vitreuses dans la papille (*Klin. Monatsbl.*, t. VI, p. 425, 1868).

MEYER (Ad.), Zur Entstehung der geschichteten Drusen der Lamina vitrea choroideæ (Arch. f. Ophtalm., t. XXXIII, 4 p. 159, 1877).

NIEDEN, Ueber Massenentwickelung von Drusen der Lamina vitrea nur im Umfang des intracularen Sehnervenendes (Centralb. für prakt. Augenheilkunde, janv.)

— Ophtalmoscop. Demonstration von Drusenbildung auf den Nervus opticus beschränkt (Bericht. der ophtal. Ges. in Heidelberg, p. 195, 1878.

JANY, Zur Casuistik der Drusenbildung in der Lamina vitrea choroideæ u. der Papilla nervi optici (Centralb. f. prakt. Augenheilk., juin 1879).

W. STOOD, Zwei Fälle von Drusenbildungen am intraocularen Sehnervenende (Klinische Monatsblätter, Decemb. 83, p. 506).

BOURLOTN. — Imprimeries réunies, B.

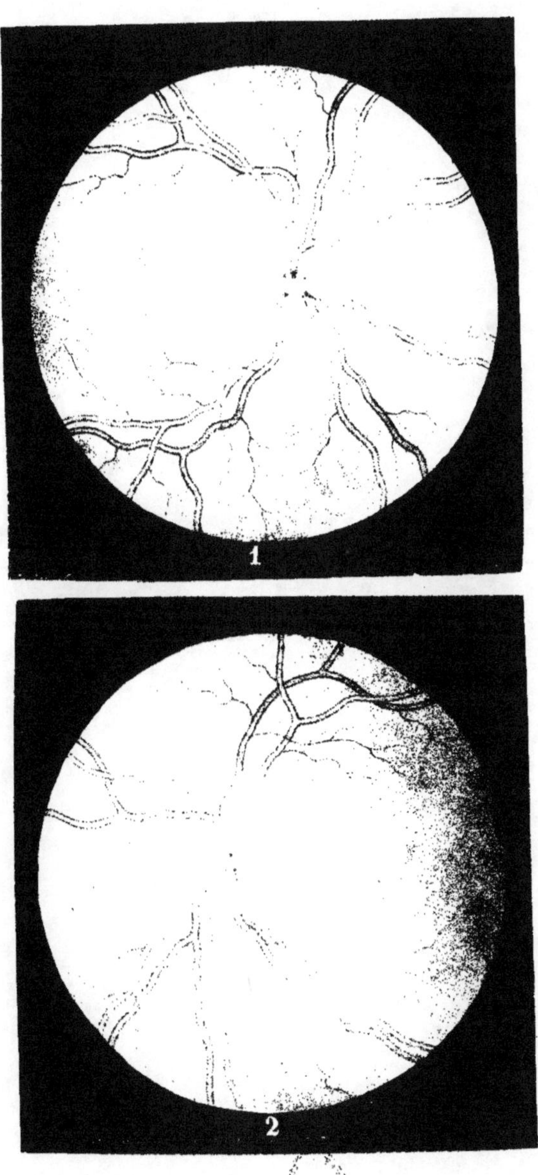
1
2

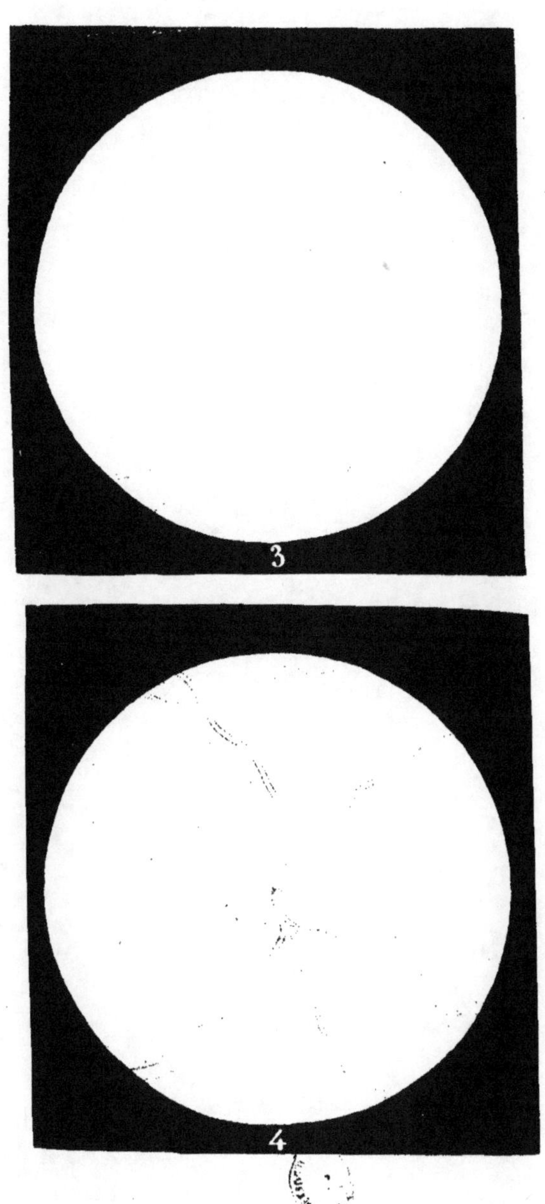
3
4

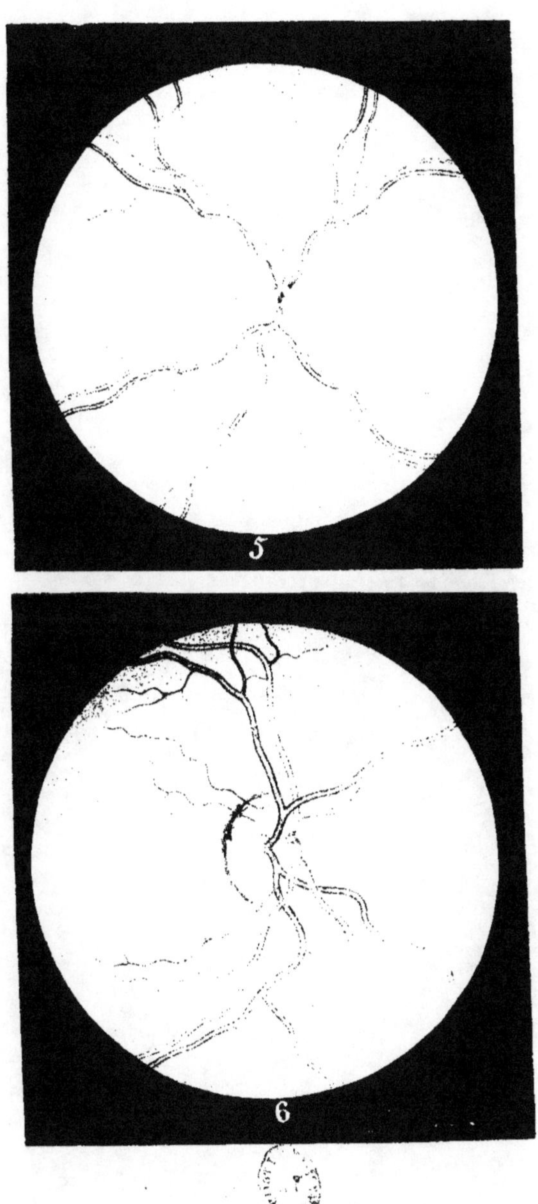

5

6

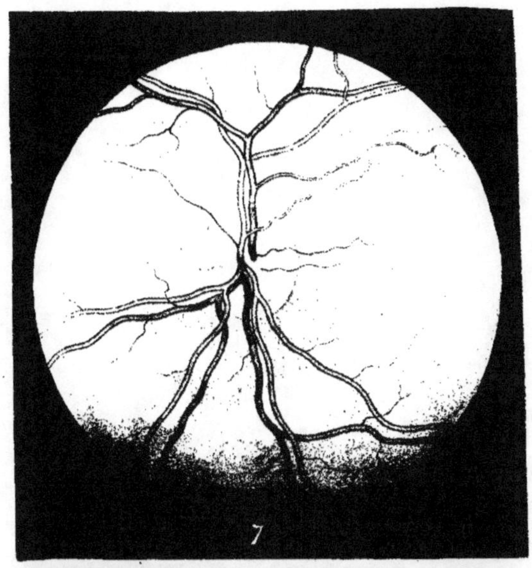

7

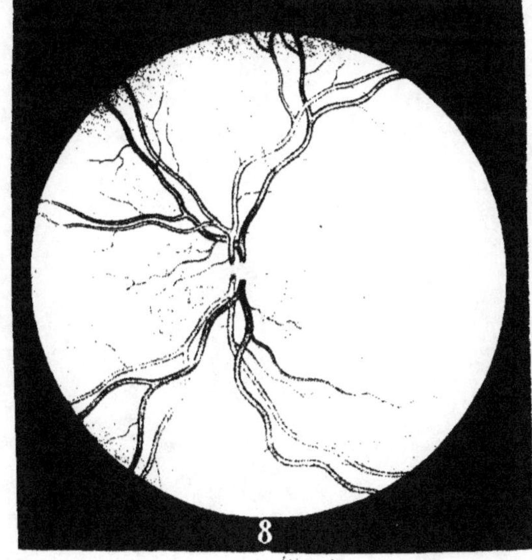

8

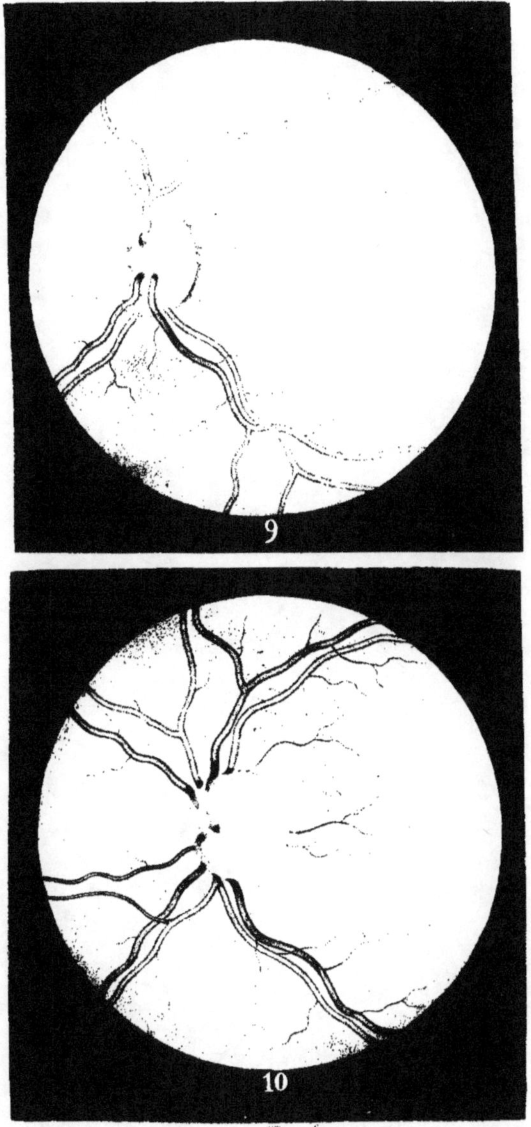
9
10

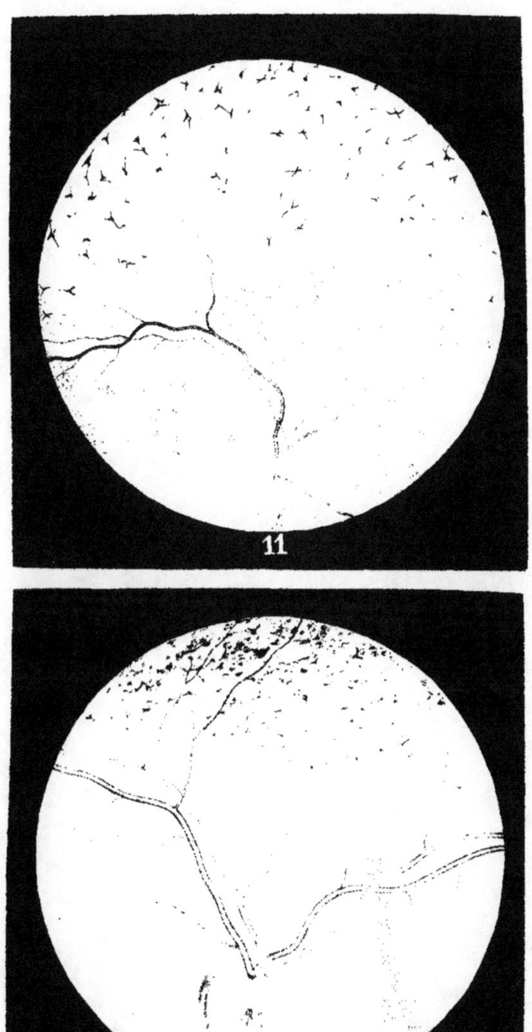
11
12

A LA MÊME LIBRAIRIE

Traité des maladies de l'oreille, par le Dr A. POLITZER, professeur d'otologie à l'Université de Vienne. Traduit par le Dr JOLY (de Lyon). 1 fort volume grand in-8 de 800 pages avec 258 figures dans le texte. Prix : 20 fr.

Manuel pratique des maladies de l'oreille, par le Dr P GUERDER, lauréat de l'Académie de médecine. 1 volume in-18, cartonné diamant de 312 pages. Prix : 5 fr

Traité pratique des maladies du larynx, du pharynx et de la trachée, par MORELL-MACKENSIE, médecin à l'hôpital des maladies de la gorge et de la poitrine à Londres, etc. Traduit de l'anglais par M.M. les Drs E-J. MOURE et F. BERTHIER. 1 fort volume in-8 de 800 pages, avec 150 figures dans le texte. Prix : 13 fr.

Manuel pratique de laryngoscopie et de laryngologie, par le Dr. G. POYET, ancien interne des hôpitaux de Paris. 1 vol. in-18 cartonné diamant de 385 pages, avec 35 figures intercalées dans le texte et 24 dessins en couleur hors texte, reproduits d'après nature. Prix : 7 fr. 50

Traité pratique de gynécologie et des maladies des femmes, par L. DE SINÉTY, ancien répétiteur à l'école pratique des Hautes Études, membre des sociétés d'anatomie, de biologie, d'anthropologie, etc. Deuxième édition, revue, corrigée et augmentée de près de 200 pages. 1 beau volume in-8 de 1000 pages, avec 281 figures dans le texte. Prix : 15 fr.

Traité des déviations utérines, par le Dr B.-S. SCHULTZE, professeur de gynécologie, directeur de l'Institut obstétrical et de la clinique gynécologique de l'Université d'Iéna. Traduit de l'allemand par le Dr F.-J. HERRGOTT, professeur de clinique obstétricale à la Faculté de médecine de Nancy, etc. 1 vol. in-8 de 490 pages, avec 120 figures dans le texte. Prix : 10 fr.

Leçons cliniques sur les maladies des femmes, thérapeutique générale et applications de l'électricité à ces maladies, par le Dr A. TRIPIER. 1 vol. in-8 de 590 pages, avec figures dans le texte. Prix : 10 fr.

Mécanisme de l'accouchement normal et pathologique et recherches sur l'insertion vicieuse du placenta, les déchirures du périnée, etc. par J. MATHEWS DUNCAN, président de la société obstétricale d'Édimbourg. Traduit par le Dr P. BUDIN, professeur agrégé d'accouchement de la Faculté de Paris, avec une préface de M. S. TARNIER, chirurgien en chef de la Maternité. Traduction revue par l'auteur. 1 vol. in-8 de 520 pages, avec figures intercalées dans le texte. Prix broché : 12 fr. Cartonné : 13 fr.

Traité élémentaire et pratique d'électricité médicale, par le Dr G. BARDET, avec une préface de M. le professeur GARIEL. 1 beau vol. in-8 de 640 pages, avec 250 figures dans le texte. Prix : 10 fr.

Traité pratique de massage et de gymnastique médicale, par le Dr J SCHREIBER. 1 vol. in-18 cartonné diamant de 420 pages, avec 117 figures dans le texte. Prix: 7 fr. 50

Manuel pratique des maladies de la peau par le Dr F. BERLIOZ, professeur à l'école de médecine de Grenoble. 1 vol. in-18, cartonné diamant de 500 pages Prix : 6 fr.

Étude sur les cancers de l'œil, par le Dr GUSTAVE DRON (de Tourcoing). Grand in-8 de 120 pages, avec une planche en chromo-lithographie. Prix: 3 fr. 50

BOURLOTON. — Imprimeries réunies, B.

www.ingramcontent.com/pod-product-compliance
Lightning Source LLC
LaVergne TN
LVHW052018160826
845678LV00003B/1101

* 9 7 8 2 3 2 9 6 4 5 9 1 9 *